© 2023, Aurélie Sené
Édition : BoD - Books on Demand, info@bod.fr

Impression : BoD - Books on Demand, In de Tarpen 42, Norderstedt (Allemagne)

Impression à la demande
ISBN : 978-2-3224-8759-2

Dépôt légal : Juillet 2023

Introduction

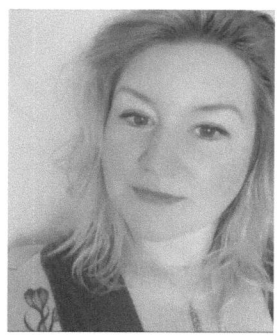

https://www.aureliesenebienetre.fr/

Au cours de mes différentes formations, mes lectures diverses et mes expériences professionnelles auprès des particuliers, je me suis dirigée petit à petit vers l'aide et le soulagement des maux pendant la maladie.

En rémission d'un cancer féminin dont j'ai été atteinte à l'âge de 32 ans, je me suis naturellement tournée vers le bien-être, qui me passionnait depuis de nombreuses années.

Je suis réflexologue, naturopathe et praticienne en massage bien-être à Oullins (Rhône).

ASMR, ateliers bien-être, massages pour les particuliers et massages bébé Shantala , rythment désormais mon quotidien. Par le biais de cet ouvrage, je porterai soin à votre attention, comment une personne malade ou en palliatif, peut pendant le temps d'un massage, oublier son état de santé.

À ma Maman.

Chapitre 1 : L' ASMR

   A. Illustration

Chapitre 2 : La naturopathie

   A. Le bilan vitalité

Chapitre 3 : Le toucher-massage et sa prise en charge

   a. Mon vécu avec la maladie

   b. Anamnèse et déroulé du massage de Mme T.

   c. Anamnèse et nos séances avec Mme Régine JAY

Chapitre 4 : La florithérapie ou les fleurs de Bach

   a. Qui était le Dr Bach ?
   b. Comment utiliser les fleurs de Bach

   Les 38 plantes en 7 familles

Quelques recettes :

   Baume à lèvres au miel

   Masque pour les cheveux

Un livre que je vous conseille :

« Manuel complet des quintessences florales du Dr Edward Bach » de Mechthild Scheffer.

Chapitre 1 : L' ASMR

Comme évoqué il y a quelques lignes, je suis praticienne en massage bien-être et réflexologue.
Naturopathe diplômée, cette formation complète l'aide que j'apporte par mes massages.
J'ajoute souvent l'aromathérapie et les fleurs de Bach, avec une approche globale sur la santé.

Au commencement, l'ASMR* , une technique de relaxation basée sur des stimulus, avait la singularité de m'apaiser pendant les périodes de stress et améliorait mon endormissement.

Il y a maintenant une dizaine d'années que j'ai découvert l'ASMR. Que ce soit de l'étonnement ou de l'intrigue, cette technique ne laisse pas les gens indifférents.
Le questionnement sur ses bienfaits est récurrent.

Cette précieuse alliée fait partie intégrante de mes séances de massage. Après l'avoir étudiée, essayée et adoptée, j'ai eu l'idée d'explorer le terrain de cette technique au delà de la sphère privée. Je l'ai d'abord « expérimentée » sur des particuliers, au cours de massages bien-être.

Des chuchotements, des sons déclencheurs et des mouvements visuels délicats permettent un relâchement total, pour les personnes réceptives à cette alternative douce.

À contrario, l'ASMR déclenchera chez certaines personnes des phases d'anxiété, manifestées par des contractions musculaires, expressions faciales de rejet ou de dégoût, incapacité à se détendre voire stopper net la séance de relaxation.

La relaxation étant propre à chacun, les sons déclencheurs offrent un panel inimaginable et parfois improbable !

Cela peut-être un simple tracé au crayon, ou les bruits de bouche d'un amateur de sushis.

La demande ASMR est plus prononcée au fil des mois, surtout pour les ateliers en groupe. J'essaie d'adapter au mieux selon les participants, mais je reste axée sur la relaxation « basique » pour ne pas trop dévier de l'atelier bien-être initial.

(mot anglais, sigle de autonomous sensory meridian response « réponse sensorielle culminante autonome » Source : Le Petit Robert)

A. Illustration

L'ASMR et ses stimulus « induisent un bien-être instantané en faisant baisser la fréquence cardiaque et en libérant des endorphines, l'hormone qualifiée d'hormone du bonheur »

(*Source : Revue scientifique Plos One*[2])

Pendant mes séances de massage, je diffuse généralement une musique douce, zen, propice à la détente. En guise d'ASMR, Mme R. m'a demandé d'écouter le son d'une horloge ancienne à balancier. Comme un métronome.

Ce son évoquait son enfance, en Algérie. Ses vacances chez ses grands-parents au bord de la mer et la sieste de l'après-midi. Elle était à ce moment-là en deuil de sa grand-mère et avait demandé un massage pour se défaire de ce drame qui compressait son esprit et son corps. Elle n'arrivait pas à respirer pleinement et ressentait un « poids » dans sa cage thoracique. Elle désirait avancer dans son deuil en commençant par apaiser son psychique.

Avant de la masser, j'ai d'abord enclenché le son du balancier, ce qui a permis une décontraction de ses muscles.
Je travaille également avec l'aide d'eaux florales lors de mes séances. À sa demande, j'ai aspergé une légère brume d'eau de fleur d'oranger dans la pièce. Une signification olfactive particulière pour elle.

J'ai calqué mes mouvements en synchronisation quasi militaire, sur ses jambes, ses mollets et ses chevilles. Puis j'ai ralenti le rythme pour harmoniser mes mouvements.

Le son de l'horloge a ensuite laissé place à une musique douce. J'ai pu reprendre mon protocole du massage aux pierres chaudes qui était initialement prévu.

À mon sens, beaucoup de thérapies complémentaires telles que la sonothérapie et les écoutes énergétiques (par exemple les bols tibétains) viennent adoucir les séances parfois compliquées à démarrer.
En tant que praticienne bien-être, j'aime avoir plusieurs « outils » à ma portée. Ils sont indiscutablement des piliers énergétiques adéquates, pour agrémenter et offrir le plus de détente possible lors de mes massages.

Grâce à internet, des milliers de supports ASMR existent et sont disponibles sur différentes plateformes vidéos ou audio. Je vous invite à les découvrir ou à les redécouvrir.

Des ASMRtistes que j'affectionne particulièrement :

Hermetic Kitten

Kiara Constantino est une jeune Italienne, parlant cinq langues et une experte en son binaural, frottement de bois et attention personnelle. Elle publie sur sa chaîne Youtube plusieurs vidéos par semaine, en plusieurs langues, notamment en Français.

Moonlight Cottage ASMR

Diane, une jeune libraire Française habitant dans le Morbihan, se met en scène dans ses propres décors Historiques. Tour à tour apothicaire, vendeuse de baguettes magiques, elle propose une vidéo de relaxation tous les 15 jours sur sa chaîne Youtube.

Chapitre 2 : La naturopathie

A. Le bilan vitalité

En naturopathie, un bilan vitalité avec un lien entre le corps, l'esprit et les émotions, apporte ce que l'on appelle des « clés pansements », comme une trousse de secours naturelle que nous devrions avoir.

La remise en question est permanente dans l'art du massage et la naturopathie. L'approche holistique lors d'un bilan vitalité, dont la tâche n'est pas aisée de prime abord, est la base de tout. Elle scelle le « support » immatériel qui m'aidera à dérouler une anamnèse approfondie et complète.
La confiance entre le praticien et la personne qui vient en consultation est évidemment indispensable.

Un bilan vitalité dure environ 1h30, où nous allons évoquer tous les aspects de votre vie. Qu'elles soient professionnelles ou personnelles, les questions, le partage d'informations essentielles et surtout le « pourquoi je viens consulter ? » sont déterminants pour la suite.

Certaines personnes sont envoyées par leur médecin traitant, pour compléter un diagnostic amorcé ou déjà posé. L'importance de se dévoiler, d'avoir le courage de reconnaître que des maux dans le corps déclenchés par le psychique sont la preuve que la personne veut s'en sortir et être acteur de sa santé. C'est un premier pas
D'autres viendront en consultation pour un retour aux remèdes naturels, que nous appelons aussi remèdes de grand-mère. Un conseil sur les fleurs de Bach, les plantes médicinales, les huiles essentielles. Traiter une fatigue chronique ou stimuler son système immunitaire par les produits autour de la ruche. Je ne suis pas médecin mais je suis là pour les guider. À ma portée, je maintiens le lien entre la nature et l'Homme, en prévention le plus souvent. C'est un travail d'équipe !

À l'automne dernier, j'ai réalisé un atelier bien-être à la Faculté de Médecine et de Maïeutique Lyon Sud Charles Merieux pour Gest'Asso, l'association des étudiants sages-femmes de Lyon.
J'ai eu le plaisir d'animer mon atelier « l'automne en douceur » pour une douzaine d'étudiantes. Elles ont pu découvrir le masque au miel avec une gestuelle détente en auto-massage et en binôme.

En fin de séance, les étudiantes sont reparties avec une bougie 100% à la cire d'abeille, que j'ai confectionnée.

J'ai pu à nouveau allier la naturopathie aux massages en leur prodiguant des apprentissages variés, ponctués de recettes maison, de soins pour la peau et les cheveux.

Le thème choisi n'est pas anodin car il me parle beaucoup, de par mon expérience personnelle à la suite de mon opération contre mon cancer.

Le miel a aidé à la cicatrisation de ma césarienne.
Aujourd'hui, on ne pourrait pas deviner en regardant ma peau que j'ai été opérée.
Je pourrais vous parler pendant des heures de la propolis, du miel et de ses vertus.
Pour ma part, ce sont des consommables indispensables à avoir chez soi. Tant pour le système immunitaire que pour la santé en globalité.

Chapitre 3 : Le toucher-massage et sa prise en charge

A. Mon vécu avec la maladie

En 2018, à la suite de plusieurs examens, on m'a diagnostiqué un adénocarcinome infiltrant. Une autre tumeur maligne fut également découverte dans un de mes ovaires pendant l'hystérectomie totale dont j'ai été opérée. Tout s'est passé très vite entre le diagnostic, la valse des Petscan, IRM, scanner..
Étant considérée jeune par le corps médical pour ce type de cancer, nous avons été questionnés avec mon mari si nous voulions d'autres enfants. Une chirurgie conservatrice pouvant être pratiquée pour mon cas.

Nous n'avons pas hésité, et il était clair pour moi que je voulais voir mes fils grandir. J'étais déjà maman de deux petits garçons dont le plus jeune avait neuf mois, au moment de mon opération la plus importante.

Mon cerveau s'est enclenché en « OFF » pour ne pas sombrer. Je n'avais pas le droit, avec deux enfants en bas âge.
Mon mari m'accompagnait à tous les rendez-vous.
J'étais présente physiquement mais mon esprit était ailleurs. J'entendais mais n'écoutais pas, malgré les résultats qui étaient au fil des semaines, plus inquiétants.
Puis vint le jour de mon hospitalisation. J'étais fatiguée des prises de sang et cathéters à répétition. Je pleurais d'avance à l'idée d'avoir encore un produit injecté. Mes bras étaient constellés de bleus.

À chaque IRM ou scanner, je développais une crise d'angoisse silencieuse. Je m'enfermais dans un profond mutisme.
Allongée, en attendant de ressentir le produit injecté, j'observais le plafond. C'est là que mon esprit a commencé à divaguer. Imaginant une fuite mentale par une des dalles de chaque plafond, de chaque salle d'examen.
Soixante-sept dalles. C'est mon dernier comptage avant mon hospitalisation.

La veille de mon opération, j'ai été accueillie par l'équipe soignante de Voiron. Dont une infirmière qui faisait de la sophrologie.

Le soir, après la vérification de mes constantes, elle m'a parlé pendant plus d'une heure. Elle m'a prodigué un toucher-massage sur les bras. La prise simple de ma tension étant impossible. Par de légères acupressions, ses paumes englobaient mes bras et les zones douloureuses de mes articulations. Les pressions se faisaient de plus en plus longues et la chaleur de ses mains me détendait. Tout en continuant de me parler doucement.
Elle m'a rassurée, que ce soit tard le soir ou en journée. Elle m'a aussi fait comprendre la gravité de mon état et de la maladie que je vivais.

En me réveillant le 04 Juillet, le premier visage que j'aperçus était celui de mon mari. Blême et heureux de me voir enfin réveillée. L'opération avait nécessité plus de temps que prévu.
Je me souviens avoir eu quelques absences après mon réveil. Je ne me sentais pas bien et le moindre geste était douloureux.
Quelques heures après, en voulant me lever, le drain de Redon me rappela à l'ordre, vivement. J'étais littéralement bloquée.
Dans ma tête, tout implosa. Tout.
Ce que j'occultais depuis des mois m'explosa au visage, à la vue de ce drain. J'étais en crise douloureuse psychique et physique.

J'ai appelé à l'aide, en hurlant et en sanglots. Je n'arrêtais pas de pleurer. Et la descente d'hormones ne m'a pas aidée..

Personne ne m'avait prévenue que j'allais avoir ce tuyau sortant de mon corps. Et ce fut l'élément déclencheur, de cette réalité que mon cerveau avait si bien enfouit.
Je me sentais vulnérable.
Le soir venu, l'infirmière est revenue me voir.
Elle est restée avec moi jusqu'à ce que j'arrive à m'endormir.
Je me souviens de ses paroles réconfortantes :
« Vous avez le DROIT de lâcher prise. C'est très grave ce qu'il vous arrive. Je ne suis pas là que pour vous soigner physiquement. Je suis là pour vous, même la nuit.

Au fil des jours, cette gentille infirmière a pansé mes maux avec sa bienveillance. M'a enseigné le toucher-massage.

Madame, si vous lisez ce livre, sachez que vous m'avez été d'un grand secours. Pardonnez-moi de ne pas citer votre prénom, je ne sais pas si j'en ai le droit.

Vous faites partie de ces personnes lumineuses, que l'on rencontre dans notre chemin cabossé de vie. Vous arrivez à apaiser par votre douceur, les angoisses les plus ineptes.

Du fond du cœur, MERCI.

B. Anamnèse et déroulé du massage de Mme T.

Depuis plusieurs mois, j'ai des demandes particulières auxquelles je n'avais pas été confrontée ultérieurement. Plusieurs personnes en rémission, en chimiothérapie ou palliatif sont venues à moi.

Avant de commencer un protocole de massage, je procède toujours au préalable à un entretien individuel avec la personne massée. Pour faire connaissance en premier temps, et savoir ce que la personne attend de ce massage en particulier. Il peut y avoir des contre-indications, qu'elles soient médicamenteuses ou physiques.
En cas de doute, je demande à la personne l'avis de son médecin.

Bien que le toucher-massage diffère en matière de mouvements et de pressions, il faut trouver le bon équilibre entre la demande et le besoin.

Il arrive parfois que les zones massées soient sensibles et provoquent un inconfort pendant le soin. Particulièrement en réflexologie, comme vous pourrez le constater sur une de mes anamnèses.

L'entourage aussi est important. Il agit directement sur le moral de la personne et influence son humeur. Les paroles ou agissements toxiques interfèrent sur le bon déroulement du soin et la qualité de la réception de celui-ci. En voici un exemple.

Je suis appelée pour faire un massage détente à l'huile chaude pour Mme T. Au téléphone, sa fille qui réserve le massage pour sa mère, ne m'avertit pas de son état de santé.

Mme T. a 59 ans, elle est mariée et a deux filles. Elle vit avec son mari à côté de Lyon. Elle a longtemps tenu le poste d'assistante administrative après avoir été mère au foyer, pour élever ses filles. Elle a toujours vécu sur Lyon et son métier l'a énormément stressée, surtout au cours de sa seconde grossesse. En 2016, après une longue de campagne de publicité et de télé-travail y compris sur les jours où elle était sensée être en repos ou en vacances, elle a fait un burn-out. Elle a fait une dépression pendant presque 4 ans, l'obligeant de fait à s'arrêter de travailler. Pendant cette longue maladie, l'employeur de Mme T. l'a harcelée téléphoniquement, et la menaçait de la licencier pour faute grave. Il a par la suite été condamné aux Prud'hommes.

Pendant ses années de dépression, on diagnostique à Mme T. un cancer du sein de stade 2. Elle a également de la chimiothérapie car il y a des facteurs de risque, notamment des antécédents familiaux.
Sa mère est décédée à l'âge de 41 ans d'un cancer du sein et une de ses tantes est décédée d'un cancer de l'endomètre. Elle n'a pas souvenir d'avoir eu une prévention quelconque du côté de la maladie dans sa famille.
Mme T. a subit une mastectomie partielle sur le sein droit. Malgré ce qu'elle appelle des « cicatrices disgracieuses » elle se dit à l'aise avec son corps en général. Elle fait attention à
son alimentation, marche une heure par jour avec son mari, qui la soutient et l'encourage à ne pas rester inactive.

Mme T. me dit avoir une personnalité positive mais lunatique. Passant du rire aux larmes surtout depuis ces dernières années. Elle alterne les thérapies psychiatriques et les séances EMDR (*thérapie comportementale qui consiste à guérir les traumatismes et événements douloureux par des mouvements oculaires de droite à gauche. Source : Association EDMR France*).

Mme T. sort très peu, et a une seule amie. Elle n'aime pas se mêler à la foule. Autre particularité, depuis son opération, elle refuse de manger seule, par peur de s'étouffer et que personne ne soit là pour la sauver.
Elle me confie que ce traumatisme d'enfance est remonté dès les heures succédant son réveil à l'hôpital. Elle n'a jamais réussi à surmonter cette angoisse.

La configuration de la pièce où je devais prodiguer le massage était assez complexe. La motricité et l'ergonomie autour de ma table de massage étaient laborieuses car c'était un appartement datant des années 60. Les pièces étant exiguës et étroites, nous avions convenu que je masserai Mme T. dans son salon, ouvert sur une partie de l'entrée et de la cuisine.

Le mari de Mme T. était présent et m'a accueillie. Leur fille aînée était également présente mais est restée dans une des chambres. Me criant au loin que je devais faire attention, bien garder mon masque et que sa mère devait être massée à tel endroit. Je demande alors à Mme T. si elle savait qu'elle devait recevoir un massage aujourd'hui.

Nous faisons l'entretien préalable au massage, et je me rends vite compte que la fille de Mme T. essaie de diriger l'entretien depuis sa pièce, puis en faisant irruption dans le salon, par une des deux entrées.

À chaque intervention de sa fille, Mme T. se tendait et son visage se fermait. Elle ne répondait plus à mes questions et son mari avait du mal à faire partir sa fille de la pièce. Pendant le massage, elle s'est permise d'intervenir plusieurs fois, entrant à chaque fois par une entrée différente. Elle voulait selon elle me donner des « conseils » sur ma gestuelle de massage, en parlant fort et gesticulant frénétiquement au dessus de sa mère.

J'ai du me positionner fermement et l'inviter à sortir définitivement de la pièce, non sans la sermonner que les bénéfices du massage étaient comme un coup d'épée dans l'eau du fait de ses interventions anxiogènes, que j'étais professionnelle et diplômée.

La fille de Mme T. étant partie, j'ai pu enfin lui prodiguer un toucher-massage dans des conditions sereines. J'ai demandé à son mari des écouteurs et elle s'est décontractée avec des chants d'oiseaux et le bruit du vent dans les arbres.

J'ai fait chauffer mon mélange d'huile d'avocat et d'abricot dans mes mains et j'ai balayé l'odeur juste au dessus de sa tête. Elle sentait la chaleur de mes mains avec la senteur délicate des huiles. J'ai commencé par faire des pressions légères avec mes paumes, sur ses épaules et je suis descendue par palpation sur ses bras. Je me suis concentrée sur le haut de son buste et sa nuque.
J'ai protégé son intimité en recouvrant les parties non massées de son corps, ainsi que sa poitrine.
J'ai soigneusement évité la zone cicatricielle et fait de légères pressions de part et d'autre de ses flancs et ses côtes. Je partais des hanches pour remonter jusqu'à ses épaules. J'ai terminé par une réflexologie palmaire, toujours en légèreté et en faisant des temps de pause. J'attendais que sa respiration s'apaise, car je la sentais fébrile par moment. Elle a beaucoup pleuré mais je n'ai pas arrêté le massage car il s'agit de pleurs de libération émotionnelle.

Au cours du massage, Mme T. a relâché totalement son corps et sa respiration à plusieurs reprises. Me remerciant un nombre incalculable de fois.
Elle s'est sentie apaisée et je lui ai conseillé un exercice d'ancrage à faire le matin, avant de sortir de son lit. C'est un exercice basé sur la respiration.

En parlant avec le médecin de Mme T. , il m'a confirmé que la présence de sa fille était nocive à sa convalescence. Il a conseillé à son mari de ne plus la prévenir s'il devait me rappeler.

J'ai revu Mme T. plusieurs fois, son mari prenait soin de ne pas prévenir sa fille, pour que sa femme puisse profiter pleinement de ce moment de détente.

Mme T. est à ce jour en rémission complète et m'a confié à quel point les toucher-massages avaient pu la réconcilier avec son corps, alors qu'elle pensait pourtant être en paix avec lui.

C. Anamnèse et nos séances avec Mme Régine Jay

Je suis appelée en Février, pour un massage crânien à St Genis Laval.
Mme Jay est une grande dame, âgée de 76 ans et a trois enfants. Aveyronnaise de naissance, elle habitait à Brignais jusqu'à son divorce. Très douloureux. Elle s'est installée à St Genis Laval en 2001.
Elle enseignait l'anglais au Lycée Professionnel Joseph Marie JACQUARD à Oullins.
Elle aime l'art floral, l'encadrement et le scrapbooking.
Elle tricote actuellement pour l'arrivée de son petit-fils.
Elle n'a jamais fait de sport.
En 2006, Mme Jay est douloureuse sur le côté gauche, vers la rate. Elle est hospitalisée et on lui découvre un lymphome.

Elle entame alors la chimiothérapie par cachets.
Sa rémission a duré onze ans.
Elle a rechuté à l'époque du décès d'une de ses sœurs.
Christiane, sa sœur est décédée en moins d'un mois.
Je n'ai pas osé lui demander de quoi elle est décédée pour ne pas lui causer de peine. Pendant deux ans, elle a un traitement empêchant les cellules cancéreuses de se reproduire et de se multiplier.
Elle rechute en 2022, avec de l'ascite et elle est sous oxygène actuellement. Elle a de nouveau de la chimiothérapie en cachet, à prendre tous les deux jours.
Lors d'une hospitalisation récente, on lui a retiré 5L d'ascite. Elle a eu plusieurs ponctions et transfusions.
Elle est dans un lit médicalisé pour le massage.

Pour cette séance de massage, réservée par une de ses filles, Mme Jay s'est montrée timide en premier lieu.
Les présentations faites et après lui avoir expliqué comment allait se dérouler le massage, elle s'est détendue.
Elle était fatiguée, et avait besoin de lâcher prise.L'ergonomie autour d'un lit médicalisé étant a repenser, il a été vite décidé de le déplacer.
Pour ce massage crânien, j'y suis allée progressivement.
Les pressions étaient vraiment légères et j'ai vite englobé son visage avec mes mains pour l'apaiser.
Je sentais sa respiration se calmer et ses muscles se détendre.
Le massage a duré 30 minutes, ce qui est largement suffisant pour une personne fatiguée par une pathologie très lourde.

Je viens régulièrement masser Mme Jay, essentiellement en toucher-massage sur les jambes, les pieds, les bras et les mains.
Je termine par harmoniser le massage sur les jambes et les pieds, avec des points d'acupression énergétiques.
Principalement pour relancer son énergie, « travailler » sur certains organes que je sens fatigués.
Mme Jay n'a pas de préférence. Que ce soit la tête, le visage ou le reste du corps, elle trouve les massages agréables et cela lui procure du bien-être.

Je varie en fonction de mes ressentis, plusieurs techniques de massages pour qu'elle n'éprouve pas de lassitude au fil des semaines. Pour certaines séances, elle était très fatiguée, je l'ai donc massée avec beaucoup plus de délicatesse et des mouvements lents, surtout sur les jambes.
Les séances où elle se sent bien, je délaisse quelque peu le toucher-massage pour partir sur une vraie réflexologie.
En alliant plusieurs variantes de massages, le lâcher-prise est plus important, car elle ne s'attend pas à certaines manipulations et gestes. Elle se relâche complètement.

Dans les moments de baisse de moral, cela se ressent pendant le massage. La fatigue est plus accentuée et elle ne parle plus beaucoup . Je la conseille quand le massage est terminé.

Je lui ai demandé, quand le soir venu ou lors de s'endormir, de faire le point de sa journée. Qu'elle retienne la plus jolie chose, ou action qui a embellit cette journée écoulée.

Mme Jay est courageuse, elle fait l'admiration de ses proches qui la soutiennent.

Merci encore, Régine, pour votre partage, si précieux.

Chapitre 4 : La florithérapie ou les fleurs de Bach

a. Qui était le Dr Bach ?

Le Docteur Edward Bach était un médecin Britannique et homéopathe.

En 1917, alors qu'il soigne des malades rentrant de la guerre, il est opéré en urgence. Une tumeur le ronge. Après s'être rétabli, il reprendra ses travaux de recherche et surtout sa théorie qui repose sur l'idée que chaque plante correspond à un terrain émotionnel. Il travaillera sur cette théorie jusqu'à sa mort en 1936.
Le Dr Bach a constitué un répertoire de 38 plantes, pouvant soigner les 7 états négatifs de l'âme, les voici :

- La peur
- Les doutes et les incertitudes
- Le manque d'intérêt pour le présent
- La solitude
- L' hypersensibilité
- Le découragement ou le désespoir
- La préoccupation excessive envers autrui

Avec son procédé, qui est la macération de fleurs au soleil, dans de l'eau pure, il offre une alternative sans effets secondaires à ses patients. La florithérapie naquît avec lui.

Le mélange de ces fleurs s'appelle les élixirs floraux. Ces élixirs peuvent s'utiliser sur les adultes, les enfants et les animaux.

B. Comment utiliser les fleurs de Bach ?

Pour choisir son élixir floral, il faudra d'abord identifier l'état d'esprit ou l'émotion qui vous caractérise à l'instant T. Un élixir se présente sous la forme de fiole, en compte-gouttes, spray ou pastilles… Il fait partie de plusieurs familles, notamment celle de l'identification d'une peur ou non.
En traitement de fond, les élixirs peuvent être utilisés jusqu'à 4 semaines, à raison de 3 à 5 prises par jour.
Vous pouvez diluer les gouttes dans un verre d'eau ou les mettre directement sur la langue.

Il est préférable de se faire conseiller pour avoir un mélange personnalisé, car les élixirs peuvent se combiner.

Attention, votre traitement en fleur de Bach pourra compléter votre traitement médicamenteux mais en aucun cas, il ne pourra le remplacer.

Le plus connu s'appelle le « Rescue ». C'est un remède de secours, en pastilles, gommes ou en spray. Il est composé de cinq fleurs (*Étoile de Bethléem, Clématite, Prunier, Impatience & Hélianthème*).
Comme son nom l'indique, il sera utilisé pour les chocs émotionnels et stress intenses, en intervention rapide.

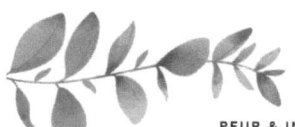

LES 38 PLANTES EN 7 FAMILLES

PEUR & INSÉCURITÉ

N°2 Aspen/Tremble
N°6 Cherry plum/Prunier
N°20 Mimulus/Mimule
N°25 RedChestnut/Marronnier rouge
N°26 Rock rose/Hélianthème

DOUTES & INCERTITUDES

N°5 Cerato/Plumbago
N°12 Gentian/Gentiane
N°13 Gorse/Ajonc
N°17 Hornbeam/Charme
N°28 Scleranthus/Scléranthe
N°36 Wild oat/Avoine sauvage

LE MANQUE D'INTÊRET POUR LE PRÉSENT

N°7 Chestnud bud/Bourgeon de marronnier
N°9 Clematis/Clématite
N°16 Honeysuckle/Chèvrefeuille
N°21 Mustard/Moutarde
N°23 Olive/Olivier
N°35 White chestnut/Marronnier blanc
N°37 Wild rose/Églantier

SOLITUDE

N°14 Heather/Bruyère
N°18 Impatiens/Impatience
N°34 Water violet/Violette d'eau

L'HYPERSENSIBILITÉ

N°1 Agrimony/Aigremoine
N°4 Centaury/Centaurée
N°15 Holly/Houx
N°33 Walnut/Noyer

DÉCOURAGEMENT & DÉSESPOIR

N°10 Crab Apple/Pommier sauvage
N°11 Elm/Orme
N°19 Larch/Mélèze
N°22 Oak/Chêne
N°24 Pine/Pin Sylvestre
N°29 Star of bethlehem/Étoile de Bethléem
N°30 Sweet chestnut/Châtaignier
N°38 Willow/Saule

AURÉLIE SENÉ
NATUROPATHE
RÉFLEXOLOGUE
PRATICIENNE EN MASSAGE BIEN-ÊTRE
ATELIERS EN FAMILLE
PARTICULIERS & ENTREPRISES

PRÉOCCUPATION EXCESSIVE D'AUTRUI

N°3 Beech/Hêtre
N°8 Chicory/Chicorée
N°27 Rock Water/Eau de roche
N°31 Vervain/Verveine
N°32 Vine/Vigne

Quelques recettes !

Masque pour les cheveux

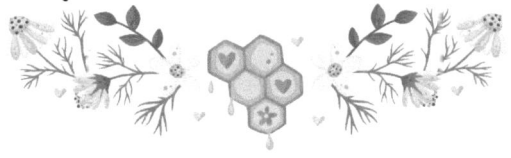

2 cuillères à soupe de miel
1 cuillère à café de bicarbonate de soude
4 à 6 cuillères à soupe d'eau tiède
1 jaune d'oeuf
(Oeuf entier si le cheveu a tendance à graisser)

Appliquez le masque sur cheveux secs,
sur les racines et massez délicatement
le cuir chevelu.
Laissez agir 10 minutes et lavez-vous les
cheveux.
Rincez bien.
Ce masque est à faire 1 fois par semaine.

Baume à lèvres au miel

1 cuillère à café de billes de cire d'abeille
1 cuillère à café de miel
3 cuillères à café d'huile d'amande douce
1 petit pot en verre

Faites fondre au bain-marie le miel, la cire d'abeille et l'huile d'amande douce. Mélangez régulièrement.
Versez la préparation dans un petit pot en verre qui se ferme.
Le baume se figera en quelques minutes.

Le baume se conserve 6 mois.
S'il est trop liquide, faites fondre votre baume et rajoutez quelques billes de cire d'abeille
S'il est trop solide, rajoutez 1 à 2 gouttes
d'huile d'amande douce

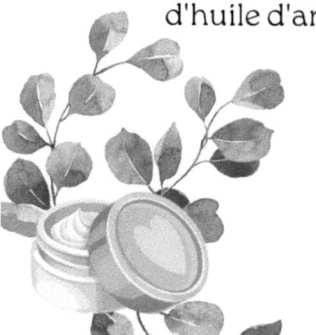

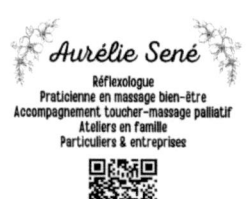

Aurélie Sené
Réflexologue
Praticienne en massage bien-être
Accompagnement toucher-massage palliatif
Ateliers en famille
Particuliers & entreprises

Remerciements

Je remercie le Dr Dominique FREY, gynécologue obstétricien à Voiron, pour son soutien avant, pendant et après mon cancer.

Je remercie le Dr Laetitia LAZZARON, gynécologue obstétricienne à l'hôpital de Voiron, pour sa gentillesse et son accompagnement, ainsi que le personnel soignant pour son dévouement et sa bienveillance.

Je remercie Rodolphe, formateur à l'école TEMANA et diplômé du titre RNCP Intervenant Spa et Bien-Être.

Je remercie ma famille, mes amis qui ont toujours été d'un soutien plus que déterminant dans ma guérison.

Je remercie Gest'Asso, l'association des étudiants sages-femmes de Lyon, pour son accueil et sa confiance.

Je remercie Madame Jay, pour sa gentillesse, son témoignage ainsi que sa famille, pour leur reconnaissance et leur accueil.